V.-E VEUCLIN

*Correspondant du Comité des Sociétés des Beaux-
Arts, etc., lauréat de Sociétés savantes.*

LA TENUE

DES

PETITES ÉCOLES

EN 1690

DANS LE DIOCÈSE DE BAYEUX

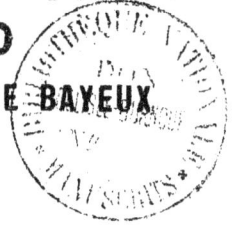

BERNAY

Imprimerie E. Veuclin

1890

V.-E VEUCLIN
Correspondant du Comité des Sociétés des Beaux-Arts, etc., lauréat de Sociétés savantes.

LA TENUE

DES

PETITES ÉCOLES

EN 1690

DANS LE DIOCÈSE DE BAYEUX

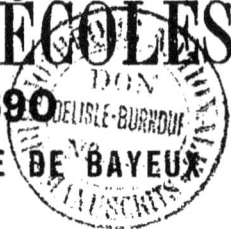

BERNAY

Imprimerie E. Veuclin

1890

✠

A Sa Grandeur

MGR HUGONIN

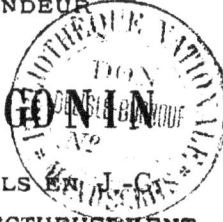

Son humble Fils en J.-C.

OFFRE BIEN RESPECTUEUSEMENT

CE GLORIEUX SOUVENIR

DE L'Episcopat Bayeusain

E. Veuclin.

Bernay, 19 Mars 1890.

LA
TENUE DES PETITES ÉCOLES
EN 1690

Extrait de la *Lettre pastorale de Monseigneur L'Evesque de Bayeux* (1) *Touchant les petites Ecoles. Avec la Méthode pour apprendre en peu de temps à Lire, Ecrire, faire le Catéchisme, et Chanter.* — A Caen chez Marin-Yon, ruë N.-Dame. M. DC. LXXXX. — In-16 de 130 pages en 3 parties. (Bibliothèque Nationale ; E. 4719).

Manière de bien conduire une Ecole

On a creu devoir marquer icy en faveur des Maîtres, la Méthode dont on se sert dans les Ecoles les mieux réglées, & l'ordre qu'on y doit garder.

Méthode pour instruire en peu de temps les Enfans.

Le Maître partagera son Ecole en quatre ou cinq bancs, selon la quantité & capacité de ses Ecoliers ; mettans au premier les plus capables, comme ceux qui apprennent à lire en françois & dans les

---

(1) François de Nesmond, né à Paris en 1629 et mort à Bayeux an 1715. — Dans son Ordonnance, publiée au synode de 1662, cet éminent prélat s'était occupé de la bonne tenue des petites Ecoles. En 1694, il posa la première pierre des bâtiments de l'Université de Caen.

Lettres, à Ecrire, & l'Arithmétique. Au
second ceux qui lisent passablement dans
leurs heures. Au troisième ceux qui sça-
vent épeler et assembler les mots. Et au
quatrième ceux qui apprennent à connoître leurs lettres et à assembler les syllabes ; donnant à chaque banc un même
livre, par exemple à ceux du premier
rang, le Pédagogue chrétien ou s'ils sont
pauvres, le Catéchisme du diocèse. Aux
troisièmes, des Alphabets, dont une par-
tie est divisée par syllabes, & l'autre ne
l'est pas. Et pour les quatrièmes, on se
servira du Petit Alphabet, qui est tout di-
visé par syllabes.

On ne donne à chaque banc un même
livre, qu'afin qu'ils aient une même leçon, & que quand on commence à lire, les
autres lisent tout bas en même temps.

Il faut pour ce sujet que les Maîtres les
fassent tous tenir debout devant lui, ou
même sans sortir de leurs places, & que
le plus capable du banc commence le premier & les autres ensuite comme il sera
dit cy-après.

Et d'autant que pour apprendre à lire,
il faut connoître les lettres et ensuite les
assembler, le Maître aura une grande Table ou Carte, sur laquelle seront écrites
en gros caractères, premièrement les voïelles, a, e, i, o, u, & les lettres m, n,
comme les plus usitées de l'Alphabet, &
ensuite les consones écrites de même. Et
en une autre Carte les syllabes, en leur

montrant d'abord les plus aisées à assembler.

Quand ils connoîtront leurs lettres, on leur donnera pour première leçon le *Pater noster*, faisant dire au premier *P*, au second *a*, au troisième *t*, au quatrième *e*, au cinquième *r*, et ainsi de suite chacun une lettre à autant qu'il y a d'Ecoliers dans le banc, sans les faire encore assembler, & puis recommencer par le mot qui suit. Cette manière leur apprendra à connoître parfaitement leurs lettres, parce qu'elles ne sont pas de suite comme dans dans leur Alphabet.

Il faut ensuite que le premier dise *P*, *a*, *Pa*, le second *t*, *e*, *r*, *ter*, le troisième *n*, *o*, *s*, *nos*, le quatrième *t*, *e*, *r*, *ter*, &c, sans leur faire encore assembler le mot entier en disant *Pater*, & *noster*, mais seulement la syllabe que chacun aura prononcée, leur enseignant à bien séparer leurs syllabes, afin de pouvoir appeler correctement ; c'est pour ce sujet qu'on a distingué l'Alphabet par syllabes. Il faut aussi leur faire bien distinguer les mots les uns d'avec les autres, par exemple pour bien appeler *Pater noster*, il ne faut pas dire *P*, *a*, *Pa*, *t*, *e*, *r*, *ter*, *Pater*, *n*, *o*, *s*, *nos*, *Pater nos*, *t*, *e*, *r*, *ter*, *Pater noster*, mais il faut qu'après avoir dit *P*, *a*, *Pa*, *t*, *e*, *r*, *Pater*, on ne reprenne plus le mot de *Pater* ; mais que l'on passe au mot suivant *n*, *o*, *s*, *nos*, *t*, *e*, *r*, *ter*. *noster*, ainsi des autres, d'où vient que dans les

Alphabets imprimés par syllabes, il se trouve une virgule après le mot *Pater*, qui montre que ce mot est achevé.

Il faut ensuite faire appeler à un chacun les mots entiers, par exemple le premier disant *P, a, Pa, t, e, r, Pater,* & le second poursuivant *n, o, s, nos, t, e, r, ter, noster,* &c.; puis par syllabes sans appeler les lettres, le premier disant *Pa,* le second *ter,* le troisième *nos,* & le quatrième *ter,* tout de suite et promptement. Troisièmement par mots seulement, par exemple, le premier disant *Pater,* le second *noster,* le troisième *qui,* le quatrième *es,* le cinquième *in,* le sixième *coelis.* &c.

Il faut laisser dire les Enfans en toutes ces manières & toutes ces suites, comme ils sont placés l'un après l'autre.

Quand ils savent lire en ces manières, il les faut faire lire par médiation en fait des Pseaumes, & par phrases ou ponctuation en François ou autres discours suivis, par exemple en ce verset ici, *Dominus regit me,* &c. le premier Ecolier dira, *Dominus regit me, et nihil mihi deerit,* & le second continuant achève, *in loco pascue ibi me collocavit.*

Enfin par versets, le premier disant seul un verset tout entier, le second un autre verset aussi tout entier, & que le troisième continuera de la même manière. Et afin d'obliger ces Enfans, (qui doivent tous avoir la même leçon & le même livre) à lire tout bas ce qu'un de leurs compagnons lit tout haut, il est quelquefois à propos pour les surprendre, de faire continuer par ceux qui s'y attendent le moins & dont le tour n'est pas encore venu, afin de les rendre plus attentifs et appliqués, de crainte de se trouver surpris, leur faisant exactement observer les points, les virgules, les voïelles, les consones, & les médiations, si ce sont des Pseaumes, parce qu'en agissant de la sorte, on leur fait insensiblement contracter une bonne habitude pour bien réciter l'Office divin.

On doit aussi prendre garde, lorsqu'ils disent mal un mot, de ne leur pas suggérer comme font plusieurs Maîtres & Maîtresses, mais il leur en faut faire appeler les lettres & les syllabes, afin que par ce moïen ils l'apprennent par eux-mêmes.

Le Maître pourra pourtant bien quelquefois lire devant ses Ecoliers trois ou quatre lignes de leur leçon pour eur enseigner à bien prononcer & accentuer les mots.

On doit observer la même Méthode pour la lecture françoise autant qu'il sera possible, & sur tout bien maintenir l'attention, sans laquelle cette Méthode, d'ailleurs fort avantageuse & profitable, deviendroit non seulement inutile, mais fâcheuse et importune, pour ne pas dire insuportable.

L'on commence par les plus avancez: parce qu'ils peuvent profiter aux autres, & s'occuper pendant le reste de l'Ecole, soit à écrire, soit à apprendre l'Arithmé-

tique, &c. & on continuë en suite jusqu'-
aux plus petits, ausquels un Ecolier des
plus capables aura fait tout bas quelques
répétitions du Catéchisme, ou la manière
de bien répondre la Messe, &c, pendant
que les autres lisoient.

Les Leçons doivent être courtes, c'est-
à-dire environ de deux pages pour les
plus avancez d'une même leçon, & d'une
seule pour les plus foibles, & on doit avoir
examiné les livres dont les Enfans se ser-
viront, particulièrement les lettres à la
main et les Registres, de peur qu'il ne
s'en trouve qui contiennent quelque chose de mauvais.

Les Leçons achevées, le Maître corrige
les Exemples de ceux qui apprennent à
écrire, les autres cependant étudians tout
bas ou récitant même tout haut leur Catéchisme, le Maître n'y prêtant que demie
attention, à cause de l'Ecolier qu'il aura
préposé pour interroger et reprendre ses
compagnons.

Si le Maître ne se sent pas assez fort
pour montrer lui-même à bien écrire, il
se servira d'exemples imprimez, ou encore mieux de celles qui sont faites à la
main, lesquelles il colera sur de petites
cartes, pour les distribuer aux Ecoliers,
les leur changeant chaque semaine, et
pour faire ce changement avec ordre, il
mettra à chaque exemple, en petit carac-
tère, le nombre d'Ecoliers à qui il l'aura
donné, pour ne leur pas donner trop souvent.

Les Enfans un peu avancez pourront écrire aisément deux pages par jour, une le matin, & l'autre le soir, & pour les détourner du jeu excessif, on pourra les obliger de faire quelques coppies au logis, particulièrement l'Eté. Pour ceux qui ne font que commencer, ou qui sont encore peu avancez, il suffira pour eux de faire six lignes ou tout au plus la moitié de leur exemple le matin, & le reste l'après-dîner, étant plus avantageux aux Enfans d'en faire peu, & le bien faire, que d'en faire beaucoup et de ne faire rien qui vaille, comme il n'arrive que trop souvent.

Il est bon de remarquer qu'il ne faut faut pas donner beaucoup de lettres à faire à ceux qui commencent à écrire, comme font la pluspart des Maîtres de la campagne, qui leur donnent dès le premier exemple toutes les lettres de l'Alphabet. Il suffira de leur donner au commencement, des *o o* & quelques *i i*, puis dans la suite des *a a*, ensuite des *f f*, & des *m m*, & des *n n*, qui sont les Lettres initiales, desquelles sont formées presque toutes les autres, par exemple, d'un *o* avec un *i* on en fait un *a*, l'*o* a du rapport avec le *b*, le *c*, le *d*, l'*c*. L'*f* est une Lettre initiale qui sert avec l'*o*, à faire le *g*, &c. L'*m* & l'*n* sont aussi initiales, & qui entrent dans la plupart des mots. Il faut commencer par les voielles des grandes et petites lettres ; ensuite les lettres *m*, & *n*, et faire toûjours dans le commencement les lettres assez grandes et grosses, parce qu'ils s'apprennent plus aisément et forment mieux la main, & qu'on diminue toûjours assez son écriture, quand dans la suite on écrit plus vit.

Il y en a qui apprennent à écrire en peu de temps, se servant d'un morceau de corne bien déliée & qui soit bien dégraissée, laquelle ils appliquent sur leur exemple & écrivant dessus, forment aisément les lettres et les mots qu'ils voient au travers : après quoi ils n'ont qu'à effaser ce qu'ils ont ainsi écrit, pour en transcrire encore d'autres, & ainsi ce morceau de corne qui coûtera deux ou trois sols leur sert de papier, jusques à ce qu'ils sçachent bien écrire.

Pour leur apprendre l'Orthographe, on aura soin de voir s'ils imitent fidèlement ce qu'ils coppient. On leur montrera ensuite comment se font les Majuscules, les Initiales & les Finales ; & où il s'en faut servir, comme aux noms propres, au commencement de chaque période et de chaque vers en Poésie : de même que les Accens Aigus & Graves et Circonflexes, que l'Accent Aigu se forme de la droite à la gauche ´, le grave de la gauche à la droite `, & le circonflexe des deux jointe ensemble ^, en leur montrant où il faut les appliquer : & si on les juge capables, on leur marquera ce que c'est qu'un Masculin, un Féminin, un Singulier, un Plurier, &c.

On leur donnera quelques Leçons d'Arithmétique, en leur apprenant premièrement à connoître les chiffres de toutes les sortes, puis à bien les nombrer, & enfin les règles de l'Adition, Soustraction, Multiplication, & Division, autant qu'ils en seront capables.

Si l'on veut leur apprendre le Jet, on leur fera prendre des ronds de Cartes avec lesquels ils commenceront à jetter de petites sommes sur la table, qu'en a dressée Monsieur Alexandre Jean, & qui se trouve communément chez les vendeurs d'Images.

ORDRE DES ECOLES
pour tous les jours.

Premièrement, sur les sept heures ou environ (au moins en Eté) & sur les huit heures en Hyver, l'on ouvrira l'Ecole pour donner lieu aux Enfans de s'assembler ; & durant qu'ils s'assemblent un des plus sçavans apprend aux autres à prier Dieu, à répondre la Messe, &c. pour empêcher le bruit et le désordre.

2. A huit heures ou environ, selon la saison on conduira les Enfans à la Messe, où ils vont deux à deux avec grande modestie ; & afin qu'ils l'entendent avec plus de dévotion, le Maître se tient auprès d'eux pour les observer.

3. Etant rentrez à l'Ecole dans le même ordre, & chacun aiant pris sa place en

silence, on dit debout la prière du déjeuner, pendant lequel un Ecolier des plus avancez fait une lecture publique, ou de la vie des Saints, ou de quelque autre sujet de pieté, si le Maître ne les entretient peut-être lui-même de quelques bonnes choses, en leur donnant des avis touchant leurs défauts, ou leurs devoirs.

C'est aussi une bonne coûtume, que quelqu'un fasse pendant ce temps là la quête pour les pauvres Ecoliers, qui manqueroient souvent de pain faute de ce petit secours, sans parler neanmoins à personne, mais seulement se promenant modestement avec son petit panier à la main, & prenant garde que les Enfans flateurs, pour gaigner les bonnes grâces du Maître ou les siennes, n'incommodent leur santé en donnant plus qu'ils ne peuvent. Et alors on doit avoir soin, que les petits pauvres, que leur paresse n'a pas rendus indignes de cette aumône, disent un *Pater*, & un *Ave*, pour ceux de leurs compagnons qui la leur ont faite si charitablement,

4. A neuf heures, après Grâces & la prière de l'heure qui se dit aussi à dix & à onze, on fait lire, écrire, &c.

5. Un peu avant onze heures, les Leçons achevées, l'on fait un peu de Catéchisme en faveur des petits sur l'abrégé de la Foy.

6. A onze heures, après la Prière de l'heure & l'*Angelus*, on congédie les En-

fans qui saluent premièrement le Cruci-
fix, puis leur Maître, & s'en retournent
deux par deux au logis, autant qu'il est
possible.

7. A deux heures l'on rentrera à l'Ecole, on fait la Prière ordinaire, puis l'on
commence, l'on continuë, & l'on finit les
Leçons comme le matin, si ce n'est qu'a-
vant de se retirer, l'on fait quelque Leçon sur le Catéchisme du Diocèse en faveur des plus avancés.

Toutes les semaines.

Il y a un congé, sçavoir le mercredy
après midy. Le Vendredy après midy or-
dinairement, on ne fait point lire du tout,
mais l'on fait le Catéchisme durant tout
le temps de l'Ecole, donnant un certain
temps à chaque banc d'Enfans, & propor-
tionnant les instructions à la capacité.

Les Fêtes et Dimanches.

Ils viennent à proportion comme les
autres jours à l'Ecole, d'où on les conduira deux à deux devant le Clergé à la Pro-
cession de la Messe & à l'Eau bénite, s'il
y en a : & durant le Prône de la Messe,
on les ramène à l'Ecole, si elle est pro-
che de l'Eglise, pour leur apprendre à
bien servir la sainte Messe.

L'après midy ils s'assemblent à l'Ecole
où on les entretient en attendant les Vêpres, de quelque chose d'utile et agréable.

Etant arrivez à l'Eglise deux à deux, ils se placent sur leurs bancs, & après Vêpres on les envoie chacun au Catéchisme, dont ils sont capables, si on en fait plusieurs, comme dans les Villes & grandes Paroisses.

Tous les ans.

On fait confesser les Ecoliers âgez de huit à neuf ans & au-dessus, quatre ou cinq fois par an ; & ceux qui n'ont pas encore atteint cet âge, deux ou trois fois, sçavoir à Pâques, à la Toussaint & à Noël, après les avoir instruits et disposez pour ces Confessions huit ou quinze jours auparavant.

Il est à désirer que les Enfans se confessent à leur entrée à l'Ecole ; à moins que le Maître ne le juge autrement à raison du temps qu'ils se sont Confessez, & de celui où l'on Confessera les autres Ecoliers.

AVIS

Il est bon d'avertir le Maître d'Ecole de ne point recevoir d'enfans qu'ils ne soient présentés par leur Père, leur Mère ou leur Tuteur, auxquels il aura soin de demander, pour l'écrire sur son Registre,

1 L'âge de l'Enfant, pour n'en point recevoir au-dessous de six ou sept ans, à moins que leur raison ne suppléât à defaut de leur âge.

2 Son nom & celui de son Père avec sa vacation et sa demeure.

3 A quoy on destine l'Enfant, & quels sont ses meurs et inclinations.

4 S'il est infirme, ou si quelque incommodité, qui le puisse dispenser d'aller à l'Ecole aussi exactement que les autres.

5 S'il sçait lire ou écrire, s'il sçait des Prières, & les principaux Mystères de la Religion.

6 S'il est confirmé ou Tonsuré, s'il a communié, depuis quand, &c. s'il a été à d'autres Ecoles, & a pris congé de son Maître, pour ne point recevoir ceux qui seroient mal sortis d'avec eux.

On lui donne aussi avis, que pour faire avancer ses Ecoliers dans la science et dans la piété, il doit former quelques petits Officiers, qui lui aident à bien conduire son Ecole. Les principaux sont,

1 Un Observateur qui a l'œil sur les autres Officiers, & qui aide à conduire avec modestie les Ecoliers à l'Eglise et dans les ruës, particulièrement aux Processions, &c.

2 Un Admoniteur, qui nomme tout haut, quand le Maître lui dira, ceux qui causent ou qui n'étudient pas, & qui l'avertira de leur immodestie.

3 Deux Recitateurs de Prières, qui aient de la voix, & qui sçachent celles qui se font à l'Ecole, pour les réciter en temps & lieu.

4 Trois ou quatre Répétiteurs des le-

çons, pour faire répéter à chacun sa leçon devant le commencement de l'Ecole.

5 Deux ou trois Catéchistes, pour apprendre aux moins avancez leurs Prières, & les Mystères de nôtre Religion.

6. Un Officier qui ait soin des livres, plumes, papiers & cornets, pour les distribuer en temps & lieu aux Ecoliers, & pour les resserrer ensuite, sans souffrir qu'ils les emportent chez eux sans permission du Maître.

7. Deux Visiteurs qui soient des plus fidels & des plus sages, pour aller de la part du Maître une fois le mois chez les Parens, avec lesquels il aura pris ses mesures en recevant leurs enfans, s'informant de la manière dont ils se conduisent chez eux, s'ils en sont contens, s'ils prient bien Dieu Soir & Matin, s'ils étudient, &c.

8 Trois ou quatre Chantres qui soient des plus avancez dans la lecture pour soulager le Maître, lorsqu'on fera chanter les enfans à l'Eglise.

Où l'on ne pourra avoir tous ces petits Officiers, l'on choisira ceux qui seront les plus nécessaires.

Méthode pour faire le Catéchisme.

(Pages 80 à 90 du Mandement épiscopal).

Méthode pour apprendre seurement
et en bref le Plain-Chant.

Une des choses que les Capitulaires de
Charlemagne ordonnent d'apprendre aux
Enfans dans les Ecoles Chrétiennes, c'est
le Chant de l'Eglise, si capable d'inspirer
et d'entretenir la piété dans le cœur des
Fidèles. C'est pourquoi afin que les Maîtres eussent dans un même recueil tout
ce qui leur est nécessaire pour l'instruction de leurs Ecoliers, on a creu devoir
encore donner icy une petite Méthode
touchant le Plain-Chant.

On pense qu'elle sera bien receüe dans
un Diocèse, où pour parler dans les ter-
mes de Saint Isidore, on n'a pas moins
de honte de ne sçavoir chanter que de ne
sçavoir pas lire : & que les Ecclésiastiques
ne dédaignant pas une occupation que les
Papes et les Roys n'ont pas estimée au-
dessous d'eux, voudront bien s'en servir
pour mettre les Enfans, qui ont la voix
flexible, en état de leur aider à bien faire les Offices Divins.

(Suivent les 7 Règles du Plain-Chant, avec
notation. — Cette Méthode porte l'approbation
de : Gilles Philippe, prêtre, maître de musique
en la cathédrale de Bayeux ; François Tous-
tain, prêtre et organiste en la dite cathédrale).

ŒUVRES DE E. VEUCLIN :

1873-1888. — Nombreux Articles de Journaux et 81 Notices.
1889. — Le Juge des Ferons de Normandie.
Accord entre les Bouchers et les Bénédictins.
La Confrérie des Boulangers de Bernay.
Les Croix des grands chemins au XVII° siècle.
Chapelles et Messes des 2 Prisons de Bernay.
Une Philantrope normande : Georgette Legras
Les deux Confréries des Toiliers Bernay.
Erection de la Confrérie du Saint-Sacrement.
L'Agriculture en 1787 dans le Pays d'Ouche.
La Prison de Bernay en 1789.
Le Pèlerinage de Notre-Dame de la Couture.
Deux épisodes de la Révolution à Broglie.
L'église de Saint-Martin-du-Parc.
Remarques de Curés normands.
Huguenots et Gautiers à Bernay.
La Saint-Louis à Thiberville en 1790.
La Fête-Dieu à Bernay au siècle dernier.
La Chapelle du Collège de Flers. Une Bannière.
Une rare et belle Fête à Verneusses.
Un Poète ignoré : Lelièvre, ex-instituteur.
Sorciers et Empiriques à Bernay et aux environs
Quelques Croix de Cimetières.
Exécution de Sorciers au 17e siècle.
Notes du curé de Folleville. 1672-1696.
Notes sur la Paroisse de St-Aubin le-V.
Quelques Fêtes de la Révolution à Chambrais
Lettres d'un Soldat de la Grande Armée.
Confréries anti-esclavagistes du 17e siècle.
1890. — 2 Lettres inédites de Thomas Lindet.
Maison de Charité de l'Hôtel-Dieu de Bernay.
Les Fêtes baladoires au siècle dernier.
Le Mariage d'une Rosière à Bernay en 1807.
Derniers Souvenirs de l'Abbaye de Bernay.
L'Ecole de la Maison de Charité de Meulan.
Une manufacture de frocs dans un presbytère.
Saint Vincent de Paul en Normandie.
Un conflit clérical dans le diocèse de Lisieux.
Documents sur le canton de Beaumesnil.

MANUSCRITS INÉDITS :

— Notes sur l'Instruction publique dans le Calvados. (*Médaille d'or au Concours de l'Acadie litt.*)

www.ingramcontent.com/pod-product-compliance
Lightning Source LLC
Chambersburg PA
CBHW050451210326
41520CB00019B/6167